L'OSTÉOTOMIE

PAR LA SCIE A CHAINE

DANS LE GENU VALGUM

PAR

Le Dr Émile LANNAUX

Interne des Hôpitaux d'Alger.

LYON

A. REY & Cie, IMPRIMEURS-ÉDITEURS DE L'UNIVERSITÉ

4, RUE GENTIL, 4

—

1902

L'OSTÉOTOMIE

PAR LA SCIE A CHAINE

DANS LE GENU VALGUM

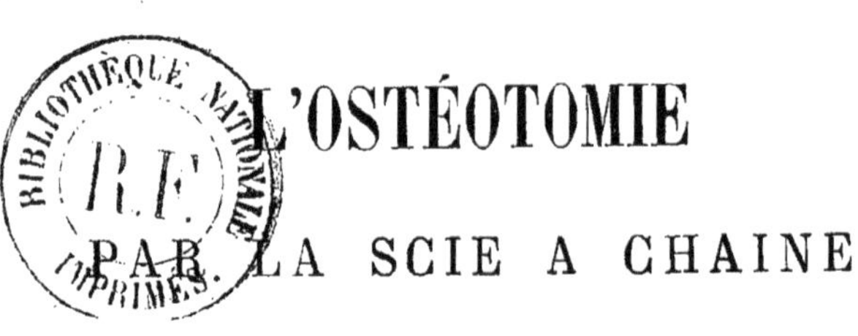

L'OSTÉOTOMIE

PAR LA SCIE A CHAINE

DANS LE GENU VALGUM

PAR

Le Dr Émile LANNAUX

Interne des Hôpitaux d'Alger.

LYON

A. REY & Cie, IMPRIMEURS-ÉDITEURS DE L'UNIVERSITÉ

4, RUE GENTIL, 4

—

1902

INTRODUCTION

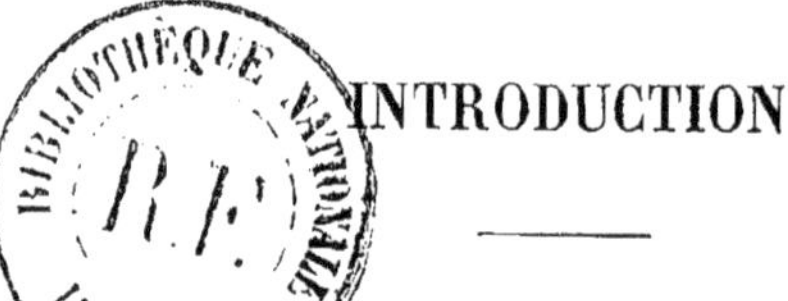

L'étude du *Genu valgum* est de date assez récente, et c'est seulement depuis les travaux de Delore, en 1873, que les auteurs se sont réellement occupés de cette difformité. Depuis cette époque, de nombreux ouvrages ont été publiés en France et à l'étranger, sur la pathogénie, sur le traitement de cette affection, et le redressement du genu valgum a passionné les chirurgiens, qui se sont divisés en deux clans : les partisans de l'ostéoclasie et ceux de l'ostéotomie. En France, où l'on possède de bons ostéoclastes, le premier mode de traitement est en faveur, peut-être un peu trop aux dépens de l'ostéotomie, qui, dans certains cas, offre de réels avantages.

Cette opération présentait une certaine gravité avant la découverte de l'antisepsie. De nos jours, elle est parfaitement bénigne ; aussi de nombreux procédés opératoires ont-ils été successivement préconisés.

Notre professeur, M. le Dr Brault, eut, en 1897, l'idée de pratiquer cette intervention au moyen de la scie à chaîne. Deux ans auparavant, M. le professeur Phocas, de Lille, avait employé ce même procédé. Non seulement les résultats opératoires ont été excellents dans les deux cas, mais la substitution de la scie à chaîne à l'ostéotome de Mac-Ewen paraît devoir, dans certaines circonstances, simplifier considérablement l'intervention ; son emploi dans la correction du genu valgum mérite donc d'être étudié.

C'est sur le conseil de M. le Dr Brault que nous avons entrepris cette étude, dont nous avons fait le sujet de notre thèse ; c'est avec son aide et grâce à son expérience que nous avons pu la mener à bonne fin, et si notre modeste travail présente quelque intérêt, c'est surtout à lui que nous le devons. Tout en remerciant vivement notre professeur du service qu'il vient de nous rendre et de la sympathie qu'il a bien voulu nous témoigner, nous le prions d'accepter l'hommage de notre profonde gratitude.

C'est avec un vif regret que nous nous séparons de nos maîtres de l'Ecole d'Alger, de l'Hôpital de Mustapha. Les trop courtes années que nous venons de passer au milieu d'eux constituent sans doute la plus belle étape de notre vie. Aussi n'arrivons-nous qu'à peine à exprimer nos sentiments à leur égard, en leur affirmant notre reconnaissance sincère, notre dévouement sans bornes. L'accueil bienveillant que nous ont fait MM. les Professeurs de la Faculté de Lyon restera profondément gravé dans notre mémoire, et nous n'oublierons jamais le grand honneur qu'a bien voulu nous faire M. le professeur Poncet en acceptant la présidence de notre thèse.

Nous avons choisi pour notre sujet le plan ordinairement employé dans les ouvrages classiques, c'est-à-dire que nous traiterons successivement de l'étiologie et de la pathogénie, de la symptomatologie et du traitement du genu valgum. Nous nous sommes largement inspiré des idées émises par M. le professeur Phocas dans son *Traité d'orthopédie*. Nous insisterons un peu longuement sur le trai-

tement, et en particulier sur la méthode qu'employèrent
MM. les Drs Brault et Phocas. Enfin, nous terminerons en
établissant une comparaison entre ce procédé et les an-
ciens — en discutant les motifs qui nous font, dans certains cas, préférer ce mode d'intervention à ceux qu'on a
généralement adoptés.

L'OSTÉOTOMIE

PAR LA SCIE A CHAINE

DANS LE GENU VALGUM

·LE GENU VALGUM

CLASSIFICATION. — ÉTIOLOGIE ET PATHOGÉNIE
ANATOMIE PATHOLOGIQUE. — SYMPTOMES

On décrit sous les noms de *genu valgum*, *genou cagneux*, *Bœckerbein* (jambe de boulanger), *genou en dedans*, etc., une déformation du membre inférieur, caractérisée par la déviation en dehors de la jambe, déviation ordinairement produite soit par une incurvation du fémur, soit par une malformation des extrémités osseuses constituant l'articulation. Le fémur et le tibia forment normalement un angle ouvert en dehors et variant entre 170 et 177 degrés. Il y a genu valgum quand cet angle s'éloigne par trop de son ouverture minima, 170 degrés.

Une ligne verticale, abaissée de la tête du fémur, passe, chez l'individu bien conformé, entre les condyles fémoraux. Dans le genou cagneux, au contraire, les deux condyles restent en dedans de cette ligne idéale ; aussi Phocas définit-il ainsi cette affection : le genu valgum est une difformité caractérisée par la situation des condyles fémofaux en dedans de la ligne de la direction de la jambe, difformité qui, presque toujours, est d'origine rachitique.

Il paraît assez important d'établir une *classification* des différentes variétés de *genua valga*. En effet, cette déformation ne se présente pas toujours avec les mêmes caractères, et, suivant l'âge auquel elle se produit, l'étiologie et la pathogénie, la symptomatologie en sont variables. Mais, ce qui est d'une importance capitale, le *traitement* doit être tout à fait différent selon qu'il s'agit d'un enfant ou d'un adolescent. C'est donc sur les époques de la vie auxquelles apparaît le plus fréquemment cette affection qu'il faut baser une classification.

Le genu valgum *congénital* est une forme très rare, et dont l'existence a souvent même été contestée. Il faut, en effet, en éliminer les déviations du genou consécutives à la luxation congénitale de la rotule. Mac Ewen, Servier citent chacun un cas de genu valgum congénital. Kredel décrit bien une affection congénitale caractérisée par une déformation de l'épiphyse fémorale, sans courbure anormale de la diaphyse, et avec luxation externe de la rotule ; mais il s'agit plutôt, dans son observation, d'une luxation congénitale du genou.

Cette variété peut être due au rachitisme intra-utérin ; elle peut être la conséquence d'une déformation primitive du genou. Malgré sa rareté, elle mérite d'être mentionnée dans une classification, car elle présente des caractères particuliers.

Une deuxième variété est constituée par le genu valgum *des enfants*, ou genu valgum *rachitique*. Le genu valgum infantile peut atteindre les enfants jusqu'à l'âge de neuf ou dix ans. Mais son maximum de fréquence se trouve vers la deuxième et la troisième année. Le rachitisme paraît en être la cause prédisposante principale, sinon unique. En effet (Mac Ewen), le genu valgum infantile a la même distribution géographique que le rachitisme ; et Mickulicz montra que les lésions existant au voisinage du cartilage épiphysaire sont analogues à celles du rachitisme. Elles coïncident, du reste, assez souvent avec des déformations rachitiques : nouures des extrémités, exiguïté du thorax, volume exagéré de la tête, etc... Toutefois, ce qualificatif de rachitique appliqué au genu valgum infantile n'est pas très heureux, car le rachitisme paraît avoir le rôle prépondérant dans *toutes* les variétés du genu valgum.

Comme causes déterminantes, il faut citer la fatigue, la faiblesse de la constitution (Phocas). On a aussi incriminé l'usage du maillot, la pression des bras de la nourrice portant l'enfant, etc... Cette variété est de beaucoup la plus fréquente .Elle représente, en effet, plus des deux tiers de la totalité des cas observés.

Le genu valgum *des adolescents*, encore appelé *statique*, à cause du rôle considérable que l'on fait jouer, dans son étiologie, à la station debout prolongée, représente une troisième variété. La fréquence du genu valgum reparaît, en effet, vers la douzième année, jusqu'à dix-sept et vingt-cinq ans. Ses causes paraissent être les mêmes que chez l'enfant, à savoir le rachitisme et la fatigue. Il faut pourtant noter certaines différences entre ces deux variétés : le genu valgum des adolescents est fréquent chez les jeunes gens vigoureux, tandis que l'infantile frappe surtout les enfants chétifs. Il est ordinairement bilatéral chez l'enfant, tandis qu'il est presque toujours unilatéral chez l'homme ; enfin, chez l'adolescent, les altérations sont généralement épiphysaires ; chez l'enfant, elles sont surtout diaphysaires.

Une quatrième et dernière variété présente à la fois les caractères des deux précédentes. C'est une forme mixte que l'on rencontre chez des adolescents dont l'affection remonte à la première enfance. Phocas donne à cette forme le nom de *genu valgum prolongé*.

En résumé, le genu valgum présente quatre variétés :

1° Le genu valgum *congénital*, variété rare ;

2° Le genu valgum *infantile*, ou rachitique, qui constitue la forme la plus répandue ;

3° Le genu valgum des adolescents, ou *statique* ;

4° Le genu valgum *prolongé*, variété intermédiaire aux deux précédentes.

Les *lésions* que l'on observe dans le genu valgum portent surtout sur le système osseux. Les muscles, les ligaments peuvent pourtant être le siège de lésions accessoires.

Pour Mac Ewen, et c'est l'opinion aujourd'hui adoptée, plusieurs éléments entrent dans la composition de cette difformité. La déformation que l'on trouve le plus souvent est une courbure à convexité interne de la diaphyse fémorale. Ce facteur peut suffire à la production du genu valgum, mais il est ordinairement combiné avec l'accroissement en longueur du condyle interne. Celui-ci, en outre, peut être élargi transversalement et aplati d'avant en arrière. Ces déformations sont presque toujours consécutives à la courbure de la diaphyse (Mac Ewen, Mickuliez).

Les tibias sont plus rarement atteints. Dans un tiers des cas, le tibia présente, du côté interne de la diaphyse et à son extrémité supérieure, un accroissement de matière osseuse, qui se traduit par une inclinaison latérale du plateau. On peut également trouver une incurvation antérieure de la diaphyse tibiale. Ces déformations se produisent presque exclusivement dans le genu valgum infantile, tandis que les lésions fémorales appartiennent surtout au genu valgum des adolescents. Enfin, on a constaté des formations osseuses secondaires, siégeant à la face interne du tibia, près de la tubérosité, et consistant en épines ou stalactites.

Les lésions secondaires consistent généralement en un amincissement des ligaments, en un léger raccourcissement du biceps. Elles sont loin d'être constantes.

Ce sont donc les *lésions osseuses* qui déterminent le genu valgum, et les théories ligamenteuse et musculaire n'offrent plus qu'un intérêt historique. La vraie cause du genu valgum, c'est l'abaissement du condyle interne du fémur. Cet abaissement peut provenir d'une incurvation de la diaphyse ; il peut être dû à un trouble ostéogénique du côté du cartilage conjugal, soit qu'il y ait suractivité du cartilage du côté interne (de Santi), ou qu'il y ait arrêt de développement du côté du condyle externe (Ollier). Enfin, certains auteurs (Marchant, Tripier) émettent une opinion qui concilie les deux hypothèses précédentes, en se demandant si le travail du cartilage, entravé du côté externe, ne s'exagère pas de l'autre côté, par une sorte de compensation.

Quoi qu'il en soit, et malgré cette diversité d'opinions, un fait reste acquis : le genu valgum est une affection d'origine osseuse et de nature rachitique. Toute la thérapeutique de cette affection doit être basée sur ce fait.

Le *symptôme* que l'on remarque tout d'abord est l'angle que forme la jambe avec la cuisse, angle à sommet interne ou antéro-interne. Plusieurs procédés ont été employés pour évaluer la déviation de chaque jambe. Un moyen simple consiste à mesurer la distance qui sépare la malléole interne d'une attelle verticale passant par la symphyse pubienne. Le procédé de Bouvier et Duval consiste à réunir par un cordon le grand trochanter à la malléole externe et à mesurer la distance qui sépare ce cordon du sommet de l'angle formé par le genou. On obtient ainsi la *flèche* de la déviation, ou le degré d'enfoncement du genou. Le moyen le plus simple, lorsque les deux jambes présentent à peu près la même déviation, est d'évaluer la distance séparant les deux malléoles.

La rotule est généralement déviée en dehors. La jambe subit, outre sa déviation, un mouvement de rotation externe, qui porte parfois en dehors la tubérosité antérieure du tibia. Enfin, le pied présente aussi une attitude spéciale. La pointe en est tournée en dehors ; généralement, il est en valgus, ce qui est la conséquence de la déviation de la jambe. Pourtant, le pied varus a été constaté quelquefois. Le genou présente des mouvements de latéralité ; enfin, la jambe peut être mise dans une extension exagérée.

La difformité disparaît si l'on fléchit la jambe sur la cuisse. En effet, dans ce mouvement, les surfaces articulaires se mettent en rapport par leur portion postérieure, indemne de toute altération. C'est du moins là l'explication adoptée par la plupart des auteurs,

L'apparition de la difformité est quelquefois précédée de douleurs au niveau de la région juxta-épiphysaire. La déviation commence, chez les enfants, au moment où ils font leurs premiers pas ; elle peut disparaître spontanément, mais elle va généralement en s'accentuant jusqu'au moment où les os ont terminé leur croissance.

Le sujet a une démarche spéciale et caractéristique. Ses jambes forment un X ; il les pousse successivement l'une devant l'autre, genou en avant, en portant tour à tour le poids de son corps sur chacune d'elles, ce qui a fait comparer sa démarche à celle du palmipède ; il *bat le briquet*, il *fauche*, en sens inverse des coxalgiques .

TRAITEMENT

Dans quelques cas bien rares, le genu valgum se réduit de lui-même ; la difformité disparaît spontanément, à mesure que l'enfant avance en âge et prend des forces. Dans la grande majorité des cas, il faut *intervenir*. Il s'agit de rendre à la jambe sa direction normale, de supprimer l'angle qu'elle forme avec la cuisse. Or, pour atteindre ce but, les moyens sont très variés. Le genu valgum peut être réduit dune façon lente ; il peut être supprimé brusquement. Les différents modes de *traitement* de cette affection peuvent donc être rangés en deux groupes :

1º Le traitement orthopédique ;

2º Le traitement opératoire, qui comprend l'ostéoclasie et l'ostéotomie.

De plus, le genu valgum étant un accident rachitique, le traitement local doit généralement être accompagné d'un traitement général antirachitique.

Mais, le mode d'intervention ne doit pas être choisi au hasard. Il est évident que l'on ne doit pas traiter un enfant, dont l'affection en est encore à ses débuts, dont le rachitisme est en pleine évolution, comme un adolescent ou un adulte, dont la difformité remonte déjà à plusieurs années et dont le squelette a pris sa consistance définitive.

Pour cette raison, il ne faut pas adopter un procédé à

l'exclusion des autres ; chaque mode de traitement présente ses avantages et des indications spéciales ; c'est principalement sur l'âge du sujet que doit se baser le chirurgien dans le choix de son procédé. D'ailleurs, n'avons-nous pas dit tout à l'heure que les incurvations fémorales étaient surtout l'apanage du genu valgum des adolescents, tandis que les déviations tibiales se voient plus fréquemment dans le genu valgum infantile.

Le traitement du genu valgum *infantile* comprend l'orthopédie et les différentes interventions chirurgicales ; parmi celles-ci, l'ostéoclasie manuelle est celle qui présente de beaucoup les plus fréquentes indications ; puis, vient l'ostéoclasie instrumentale, déjà moins souvent de mise, enfin l'ostéotomie, qui n'est employée que dans certains cas déterminés.

Le traitement *orthopédique* a pour but de redresser lentement le membre déformé, par l'emploi d'appareils spéciaux attirant le genou en dehors ou ramenant la jambe en dedans. Les modèles d'appareils sont très variés ; ils sont, en général, composés d'une attelle externe munie de bandes élastiques entourant le membre. On ne doit les employer que dans les cas légers, où lorsque le genu valgum est mobile. Ils ne peuvent guère donner de résultats satisfaisants que chez les jeunes enfants ; encore leur emploi doit-il être précoce ; de plus, il est indispensable d'aider leur action par le traitement général ; aussi, les appareils permettant la marche sont-ils préférables à ceux qui nécessitent un séjour au lit prolongé.

Mais l'emploi des appareils orthopédiques exige une

certaine patience ; de plus, le résultat n'est pas toujours satisfaisant, et il a pu arriver qu'après un traitement de plusieurs années, le succès n'était pas tel qu'on était en droit de l'espérer. Enfin, il ne faut pas oublier que ce traitement est long, que les appareils sont, en général, coûteux ; et le genu valgum, comme toutes les affections rachitiques, frappe surtout la classe pauvre. Aussi l'ostéoclasie manuelle est-elle à bon droit préférée par de nombreux chirurgiens. Ici, en effet, nous avons un résultat immédiat, une correction rapide. La méthode en est toute simple ; il n'est point nécessaire d'être un maître pour réussir une ostéoclasie manuelle. Point d'instrumentation spéciale, pas de matériel compliqué. Il suffit d'avoir en main ce qu'il faut pour faire un appareil plâtré. C'est donc la méthode de choix dans le traitement du genu valgum infantile.

Ce fut M. Delore qui, en 1871, pratiqua le premier le redressement brusque, par le procédé suivant : le malade, anesthésié, est couché de telle façon que le membre à redresser repose sur le côté externe. L'angle formé par la jambe et la cuisse présente ainsi son sommet, c'est-à-dire le genou, tourné vers le haut. L'opérateur, s'appuyant dessus, presse doucement, mais avec une certaine vigueur, jusqu'à ce que la jambe ait repris sa direction normale. Le membre est alors placé dans un appareil plâtré. Mickulicz, Billroth adoptèrent cette méthode.

M. Tillaux préconisa, en 1876, un autre procédé : tandis qu'un aide fixe solidement le membre en appuyant sur les condyles fémoraux, le chirurgien repousse la jambe en pressant sur le tibia comme sur un bras de levier. Quelle que soit la méthode employée, l'enfant peut marcher après quelques semaines de repos au lit. On a prétendu que des complications pouvaient survenir du côté de l'article : elles ne dépassent jamais un léger tiraillement du ligament latéral externe.

L'ostéoclaste, qui est si souvent employé, et à juste titre, dans le redressement du genu valgum des adultes, trouve bien plus rarement son indication chez les enfants. Il n'y a que dans les cas où les os, éburnés, offrent une résistance telle qu'il est impossible de les redresser, qu'il faudra recourir à cet intrument.

Quant à l'*ostéotomie*, d'après M. Phocas, elle n'a guère que deux indications : 1° Quand l'ostéoclasie, pour une raison quelconque, a échoué ; — 2° quand l'enfant est âgé — son cas se rapproche alors beaucoup plus du genu valgum des adolescents.

Le traitement du genu valgum *statique* ne comprend guère que deux procédés : l'*ostéoclasie instrumentale* et l'*ostéotomie*. L'orthopédie ne peut, chez l'adulte, donner des résultats satisfaisants ; quant à l'ostéoclasie manuelle, elle est à peu près impraticable. Elle exige un tel déploiement de force de la part du chirurgien qu'elle devient une opération brutale, pouvant donner lieu à des accidents. On doit donc recourir à l'emploi des *ostéoclastes*.

Ces appareils, à l'aide desquels la fracture se fait en un point précis, déterminé à l'avance, sont très variés. Les modèles les plus répandus, ceux de MM. Collin et Robin, produisent la fracture sus-condylienne du fémur. On redresse le membre, soit immédiatement après l'opération, soit quelques jours après, et les résultats sont presque toujours excellents. Le parties molles de la cuisse ne sont pas lésées, le périoste est indemne. La consolidation est complète après quarante jours environ.

Pourtant, ce mode de réduction, malgré les nombreux succès qu'il possède à son actif, n'a pas les faveurs de certains chirurgiens. L'ostéoclaste, en effet, est un appareil coûteux, que tous les médecins n'ont pas toujours sous la main ; de plus, son maniement est assez difficile ; il exige une certaine habitude ; aussi, beaucoup préfèrent-ils employer l'ostéoclasie manuelle chez les enfants, l'ostéotomie chez les adolescents.

Les deux méthodes, en effet, se partagent les suffrages des chirurgiens ; chacune présente ses avantages : l'ostéoclasie est une opération simple, rapide, dont les suites sont moins douloureuses que celles de l'ostéotomie. « L'ostéoclasie mécanique, dit M. Demons, constitue une fracture simple, l'ostéotomie, une fracture compliquée. »

Mais les accidents articulaires qui se produisent parfois après une ostéoclasie, si bénins soient-ils, ne sont pas à craindre après l'ostéotomie. L'ostéoclasie échoue parfois ; l'ostéotomie donne toujours un résultat satisfaisant. Sans doute, c'est une opération sanglante, mais un chirurgien digne de ce titre ne doit pas reculer devant une incision ; le manuel opératoire en est simple ; le chirurgien sait ce qu'il fait, et fait ce qu'il veut ; et s'il connaît les lois de l'antisepsie, tout échec lui est interdit.

L'ostéotomie, dit M. Defontaine, est supérieure à l'ostéoclasie, « elle est bien moins aveugle et moins brutale : c'est elle qui restera ».

L'Ostéotomie. — Différents procédés. — Quels que soient, du reste, les avantages de l'ostéoclasie et les préférences du chirurgien, il est certains cas où celui-ci est obligé de pratiquer l'ostéotomie. L'ostéoclasie peut échouer ; la difformité peut se reproduire ; enfin, il y a une circonstance dans laquelle l'hésitation ne peut avoir lieu : l'ostéoclaste est un instrument qui coûte cher, qui manque encore dans bien des arsenaux et que peu de médecins possèdent chez eux.

En résumé, donc :

1° Chez l'enfant, l'ostéotomie est rarement indiquée ; c'est à l'ostéoclasie manuelle que l'on doit le plus souvent recourir ;

2° Chez l'adulte, dans la plupart des cas, l'ostéoclasie instrumentale et l'ostéotomie présentent autant d'avantages l'une que l'autre, et peuvent être choisies indifféremment par l'opérateur, suivant ses préférences, selon les moyens dont il dispose ; — dans certains cas spéciaux, l'ostéotomie est de rigueur.

L'ostéotomie antiseptique fut pratiquée pour la première fois en 1875, par Volkmann, pour une ankylose du genou. Annandale, la même année, appliqua cette opération au redressement du genu valgum. Depuis, de nombreux procédés furent préconisés. M. Campenon, dans sa thèse *Du redressement des membres par l'ostéotomie*, 1833, donne le tableau suivant des différentes opérations proposées et pratiquées dans le redressement du genu valgum.

Ostéotomies fémorales :	Ostéotomie bicondylienne. . .		Annandale, 1875.
	Ostéotomie unicondylienne :	linéaire :	Ogston, 1876. Reeves, 1878.
		cunéiforme :	Mac-Ewen, 1878. Chiene, 1877.
	Ostéotomie sus-condylienne. .		Mac-Ewen, 1878.
	Diaphysaire :	linéaire :	Reeves.
		cunéiforme :	Rhea Barton, 1877. Mickulicz.

Opérations (Ostéotomie linéaire incomplète.   Billroth.
sur le tibia : (Cunéiforme. . . . .   Meyer.

Opérations sur le tibia et le péroné . . . .   Schede.

Opérations sur le fémur et le tibia . . . .   Barwell.

Les chirurgiens proposèrent donc des interventions très variées, suivant qu'ils attribuèrent le genu valgum à une déformation articulaire ou à une simple déviation des surfaces. Les partisans d'une déformation de l'épiphyse firent de vraies ostéo-arthrotomies (Annandale, Ogston, Reeves, Cheyne) ; les partisans d'une déviation articulaire firent des ostéotomies para-articulaires, fémorale, tibiale, diaphysaire fémorale, ou tibiale et fémorale.

On crut pendant longtemps que le genou cagneux était le résultat de l'accroissement en longueur du condyle interne du fémur ; aussi Annandale eut l'idée de diminuer les dimensions du condyle par une résection. Pour cela, il fit une ostéotomie transversale de l'épiphyse, il réséqua une tranche cunéiforme du condyle interne et un morceau du condyle externe. Le membre était redressé, mais il restait ankylosé.

Ogston, en 1876, suivant le même principe, fait une ostéotomie du condyle interne, qu'il sépare du reste de l'épiphyse par un trait presque vertical, le condyle séparé remonte par le redressement du membre et fait saillie sur le côté du genou.

Reeves pratiqua à peu près la même opération, mais, afin de ne pas ouvrir l'articulation, il arrête la section osseuse en arrivant au niveau du cartilage articulaire.

Mac Ewen, en 1877, reprend le même procédé, mais, afin d'éviter la saillie que forme, sur le côté du genou, le condyle interne, il pratique une ostéotomie cunéiforme à base supéro-interne.

Mac Ewen reprocha à ces différentes interventions de diviser le ligament latéral interne, de provoquer quelquefois de l'arthrite. Elles sont presque toutes abandonnées de nos jours, pour l'ostéotomie sus-condylienne de Mac Ewen.

Procédé de Mac Ewen. — La bande d'Esmarch est placée, le malade est couché sur le côté opéré ; le fémur et le genou sont appuyés par leur face externe sur un coussin de sable mouillé ; — la jambe et la cuisse sont fixées par des aides.

L'incision des parties molles est faite du premier coup, jusqu'à l'os, au moyen d'un bistouri pointu que l'opérateur enfonce au niveau de l'intersection de deux lignes, l'une passant à un travers de doigt au-dessus du condyle interne, l'autre à 15 millim. en avant du grand adducteur. Le bistouri sert à conduire l'ostéotome. Celui-ci, tourné perpendiculairement, doit attaquer l'os par la partie postérieure de la face interne ; frappé de petits coups secs, il doit pénétrer d'arrière en avant et de dedans en dehors. Il n'est pas nécessaire de sectionner complétement l'os pour obtenir le redressement, qui se fait brusquement, lorsque l'os est éburné, — à la façon du bois vert, lorsque l'os est mou.

Un jeu de plusieurs ciseaux d'épaisseur variable est indispensable. En effet, lorsque l'os est volumineux, le ciseau, à un moment donné, ne peut plus avancer ; il est serré par le tissu osseux qu'il a tassé autour de lui en faisant son entaille. Il faut alors le remplacer par un second

instrument moins épais, qui travaillera à l'aise dans l'entaille faite par le premier, et ainsi de suite, jusqu'à ce
qu'on juge la section suffisante pour que la rupture de la
diaphyse soit facile.

Ce manuel opératoire a subi certaines modifications.
Poore conseille de plier le genou à angle droit. Le point de
repaire se trouve mieux ; et lorsque le membre est redressé
après l'opération, la section osseuse est recouverte par les
muscles.

Hahn attaque le fémur, d'abord par la face interne, puis
par la face externe. L'opération est ainsi, paraît-il, beaucoup plus rapide ; et on est moins exposé à blesser les
vaisseaux.

Enfin, certains auteurs recommandent l'opération en
deux temps : ostéotomie partielle, puis, lorsque la plaie
est guérie, ostéoclasie.

Le procédé de Mac Ewen est donc en même temps le
plus simple et celui qui a donné les meilleurs résultats.
Il corrige l'abduction de la jambe et sa rotation externe.

L'incision nécessitée pour l'introduction de l'ostéotome
est insignifiante et, si l'on a soin de faire un pansement
compressif avant d'enlever la bande d'Esmarch, on voit à
peine le sang. La diaphyse seule est sectionnée, on rend
facilement à l'os sa direction normale ; l'articulation, les
ligaments sont intacts, donc pas d'arthrite à craindre. En
dirigeant l'ostéotome d'arrière en avant, on évite très facilement les vaisseaux et les nerfs. Les suites de l'opération
sont simples ; pas de douleurs consécutives, comme il s'en
produit quelquefois après l'ostéoclasie ; pas de fièvre, si
l'on a eu soin de prendre les précautions antiseptiques né-

cessaires, ce qui n'est pas difficile, étant donné le nombre restreint des instruments et les petites dimensions de l'incision. La cicatrice est ponctiforme, souvent adhérente à l'os, peu visible. L'ostéotomie de Mac Ewen mérite donc la préférence dont elle jouit : «C'est l'opération de l'avenir », dit Middeldorpff.

Mais, comme le dit M. Phocas, si la méthode de Mac Ewen possède les avantages des méthodes sous-cutanées, elle en a aussi les inconvénients. Le chirurgien ne voit pas ce qu'il fait ; il ne peut juger des progrès de l'opération que d'après les sensations tactiles qu'il éprouve. L'instrument ne doit pas quitter le sillon qu'il vient de se creuser, car il le retrouverait peut-être difficilement, et, lorsqu'il a cessé d'être utile, il doit servir de guide à celui qui va prendre sa place au fond de la plaie. Une grande attention est donc nécessaire au chirurgien, qui, se servant de son instrument en quelque sorte comme d'une sonde, doit se représenter à la fois la forme, les dimensions de l'os qu'il attaque, les progrès accomplis et ce qu'il reste à faire.

Il est un cas où l'opération est particulièrement pénible. Il n'est pas rare, chez les jeunes enfants rachitiques, de trouver des os dont la consistance est supérieure à la normale. L'ostéotome y pénètre difficilement ; les coups de maillet se multiplient, le travail n'avance pas. Il peut même arriver un moment où l'ostéotome, serré dans le tissu qu'il repousse autour de lui, ne peut avancer ou reculer que par de vigoureux efforts du chirurgien, qui ne peut guère apprécier les progrès de son instrument. L'opération dure longtemps, elle fatigue à la fois l'opérateur et l'opéré. C'est surtout dans ce cas où il est nécessaire d'avoir des ostéotomes variés, solides et bien coupants. Or, on n'a pas toujours sous la main un jeu régulier d'ostéotomes de Mac Ewen.

L'ostéotomie par la scie à chaîne. — Il est un instrument que l'on trouve dans les arsenaux les plus modestes : c'est la *scie à chaîne*. Son emploi, sans doute, est délicat, et il faut s'en servir souvent pour savoir la manier. Mais il semble que, dans certains cas de genu valgum, on peut trouver des avantages à pratiquer la section de l'os avec cet instrument. Deux incisions sont nécessaires à son fonctionnement ; de plus, elles doivent être plus grandes que l'incision pratiquée dans l'ostéotomie suivant le procédé de Mac Ewen. C'est peut-être là la seule objection que l'on pourra faire à son emploi. Les chances d'infection sont-elles proportionnées aux dimensions des incisions ? Il faudrait avoir bien peu de confiance dans les soins antiseptiques qui précèdent l'intervention, pour choisir, entre deux procédés, celui qui demande la moins grande incision des téguments, uniquement pour cette raison que la porte est moins largement ouverte aux agents pathogènes ; si l'on est si peu certain de l'asepsie de son entourage et de soi-même, il est, du reste, préférable de rejeter toute opération sanglante. La cicatrice est plus grande, dira-t-on ? Elle est facilement réduite par la suture cutanée, et n'est guère plus visible que celle qui résulte de l'opération à la Mac Ewen. Puis, en cet endroit, peu importe qu'une cicatrice mesure quelques centimètres de plus ou de moins.

Cette petite objection réfutée, la dimension même de l'incision cutanée présente certains avantages. Ce n'est plus là une opération aveugle, comme celle de Mac Ewen ; on voit ce que l'on fait, grâce aux écarteurs. Ici, plus d'inquiétudes inutiles, plus de surprises désagréables.

Pen importe le diamètre de l'os. — Dans l'opération de Mac Ewen, le diamètre du fémur étant bien supérieur à la longueur de l'ostéotome, on est obligé de faire plusieurs entailles transversales, alignées sur toute la partie accessible de la circonférence diaphysaire. Il est nécessaire de prêter beaucoup d'attention à ce temps de l'opération, si l'on veut commencer une nouvelle entaille juste au bout de la première, et dans le même plan qu'elle, d'autant plus qu'on ne voit pas ce que l'on fait. Quels que soient le diamètre et la conformation de l'os, la scie à chaîne agit à la fois sur toute sa largeur. Avec elle, point d'échappées maladroites, point d'accidents à craindre. L'ostéotome peut, par un faux mouvement, sortir de son sillon et blesser les parties molles ; la scie à chaîne, de son mouvement régulier, sectionne l'os d'arrière en avant, en laissant la zone dangereuse derrière elle.

Mais, si l'on a affaire à des os éburnés, c'est vraiment là que l'on trouvera de grands avantages à remplacer le jeu d'ostéotomes par la scie à chaîne. Avec les premiers, l'opération est longue, pénible, inquiétante. L'ostéotome, comprimant le tissu osseux, déjà condensé, n'avance qu'avec de nombreux coups de maillet, et rencontre une résistance de plus en plus considérable à mesure qu'il pénètre plus avant dans la diaphyse. La scie fonctionne aussi bien à la fin de la section osseuse qu'au début, quelle que soit la consistance de l'os. Il en résulte que l'opération est bien plus rapidement menée. Ici, il n'est point nécessaire de changer à chaque instant d'instruments. Une fois la scie en place, on n'a plus qu'à la mettre en mouvement, en déployant constamment la même force et en conservant l'attitude que l'on a prise dès le début. — De plus, l'os est toujours quelque peu ébranlé lorsqu'on le sectionne au prix de nombreux coups de maillet. Dans l'ostéotomie à la scie à chaîne, opération beaucoup plus douce, on le traumatise beaucoup moins. Enfin, si l'on se sert de l'ostéotome, il est très délicat d'achever complètement la section de la diaphyse au moyen du ciseau et du maillet ; on risque de dépasser le but et de léser le périoste et les parties molles ; aussi, bien des opérateurs préfèrent combiner l'ostéoclasie avec l'ostéotomie et rompre la partie du cylindre osseux qui n'a pas été divisée par l'instrument, manœuvre qui peut avoir l'inconvénient de laisser une pointe osseuse au niveau de la section. Avec la scie à chaîne, on peut facilement pousser l'ostéotomie jusqu'au bout, et *sectionner* l'os d'un pôle à l'autre.

Manuel opératoire. — Le malade est endormi et couché sur le dos. — Il est indispensable de faire maintenir solidement le membre inférieur par des aides. — La bande d'Esmarch doit être appliquée.

On pratique une incision longitudinale sur chacune des faces interne et externe de la cuisse. Ces incisions doivent être conduites à fond du premier coup, jusque sur les faces externe et postéro-interne du fémur (J. Brault). Phocas pratiqua la seconde incision sur une sonde cannelée introduite par la première ouverture. Cela permet de donner à cette incision la dimension minima nécessaire au passage de la scie à chaîne ; le premier procédé donne plus de jour à l'opérateur, et facilite la protection des parties molles.

Le milieu des incisions doit naturellement se trouver au niveau de la future section osseuse. L'incision externe doit mesurer 4 centimètres environ, et se termine, par conséquent, immédiatement au-dessus du condyle externe. 2 à 3 centimètres suffiront pour l'incision interne. Sa situation par rapport à l'os variera nécessairement suivant les déformations subies par l'extrémité inférieure du fémur. La face postérieure du fémur étant ainsi découverte, au moyen de la rugine, on décolle avec précaution le périoste sur une petite étendue.

A l'aide d'une aiguille mousse courbe, aiguille de Deschamps, passe-fil de Nicaise, on fait passer la scie à chaîne derrière le fémur ; le sujet étant alors solidement maintenu et les parties molles soigneusement réclinées, on scie le fémur d'arrière en avant, en maniant la scie dans un plan invariable, perpendiculaire à l'axe du canal osseux. Il n'est pas nécessaire de faire intervenir l'ostéoclasie, et il est préférable de diviser complètement le cylindre osseux. L'opération se termine alors comme toute autre variété d'ostéotomie. Suivant les circonstances, on suture ou on draine. On fait le pansement et on enlève la bande d'Esmarch.

On place le membre en bonne direction et on l'immobilise dans un appareil quelconque. Après quelque temps d'immobilisation, le massage pourra être employé avec avantage.

Le manuel opératoire de cette intervention est donc assez simple. Celle-ci a le même but que l'ostéotomie suivant la méthode classique : rompre la diaphyse fémorale incurvée, pour placer ensuite les deux fragments dans la même direction. Ce n'est, en somme, qu'une substitution d'instrument, entraînant avec elle certaines modifications dans l'opération. Celle-ci est plus sûre, dure moins longtemps, et ne nécessite aucun matériel spécial.

Et pourtant, ce procédé d'ostéotomie par la scie à chaîne n'a été employé, à notre connaissance, que deux fois seulement :

En 1897, M. le professeur Brault eut l'occasion d'opérer un genu valgum double considérable, sur une jeune fille de quatorze ans. Jugeant l'instrumentation mise à sa disposition dans le service comme un peu insuffisante pour pratiquer aisément la section osseuse suivant les indications de Mac Ewen, il eut l'idée de recourir à la scie à chaîne.

Ce procédé avait déjà été employé deux ans auparavant, par M. le professeur Phocas, sur une enfant de six ans, chez laquelle l'ostéoclasie n'avait donné aucun résultat satisfaisant.

Voici les deux observations :

OBSERVATION I

(J. Brault, *Archives provinciales de chirurgie*, 1897.)

Jeune fille de quatorze ans et demi. — Genu valgum double. — Ostéotomie double à la scie à chaîne en une seule séance. — Bonne correction.

Thérèse L..., quatorze ans et demi, bonne de restaurant, a un métier très pénible. Elle doit se tenir debout presque

toute la journée et porte de lourds fardeaux. Ces circonstances font tout naturellement penser au genu valgum statique, d'autant qu'il est question d'une forte et robuste
jeune fille, au teint frais et coloré. Il s'agit cependant assez
nettement du rachitisme tardif de Tripier. Si l'on interroge
Thérèse L... avec soin, l'on ne tarde pas à apprendre qu'elle
a déjà eu une atteinte dans sa première enfance. Elle a eu
les genoux un peu noués, au dire de ses parents, et elle a
marché très tard. Enfin, ne l'oublions pas, il s'agit d'un
genu valgum double. La bonne mine du sujet ne prouve
rien, on sait depuis longtemps que ce ne sont pas les
enfants chétifs qui paient le plus lourd tribut au rachitisme
tardif. La démarche est caractéristique. Notre jeune fille
marche en fauchant à l'inverse du coxalgique. Elle « bat le
briquet », suivant l'expression consacrée. La difformité est
très accentuée ; la distance qui sépare les deux malléoles
internes, alors que le rapprochement est poussé aussi loin
que possible, *est de 40 centimètres*.

Opération. — Thérèse L..., entrée, le 25 mars 1897, à la
Clinique infantile de Mustapha, salle Sainte-Philomène, est
opérée le 29 du même mois. Anesthésie au chloroforme.
Bande d'Esmarch. Incision à fond, en dedans et en dehors,
jusque sur le fémur. (L'incision externe mesure tout près
de 4 centimètres et se tient immédiatement au-dessus du
condyle externe ; l'interne mesure 2 cm. 1/2, et déborde un
peu en bas sur le tubercule repère.)

Dénudation de la face postérieure du fémur sur une
petite étendue, avec précaution, à la rugine. Passage de la
scie à chaîne, à l'aide d'une aiguille mousse courbe, et
sciage d'arrière en avant, après avoir fait écarter très for-
tement les sangles musculaires par mes aides. — Je n'in-

siste pas davantage sur les temps de cette petite intervention. Ni sutures, ni drainage. Une fois le pansement fait, la
bande d'Esmarch est retirée. Les deux membres, en bonne
direction, sont placés dans des goutières plâtrées pendant
une quinzaine, puis soumis à la traction pendant un mois.
Massage, application, en fin de compte, pendant le même
laps de temps, d'un double silicate. Suites très simples.
Bon résultat esthétique et fonctionnel. Malade revue en
octobre ; guérison confirmée. La correction est toujours
bonne.

On le voit, il s'agissait ici d'une jeune fille bien déve-
loppée, âgée de plus de quatorze ans ; dans ces cas, en
général, l'ostéoclasie manuelle, encore de mise jusqu'à
huit et dix ans, perd un peu de ses droits ; ces cas relèvent
plutôt de l'ostéotomie, désormais classique, de Mac Ewen,
ou encore de l'ostéoclasie instrumentale de Robin et de
Collin. L'ostéotomie de Mac Ewen nécessite, pour être bien
faite, tout un jeu régulier d'ostéotomes bien coupants ; à
ce moment, j'étais mal outillé à ce point de vue ; pour les
mêmes raisons, l'ostéoclasie instrumentale m'était inter-
dite ; c'est alors que je pensai à recourir à l'ostéotomie
double à l'aide de deux incisions et avec la scie à chaîne.

Cette méthode, que nous avions prise, pour ainsi dire,
comme un moyen de fortune, s'est révélée si simple que
nous n'hésiterons pas à la répéter à nouveau, malgré les
deux incisions qu'elle nécessite (1).

En dehors de ce que nous venons de relater dans l'observation, nous avons eu tout dernièrement des renseigne-

---

[1] Cette observation est accompagnée de deux photographies montrant
la malade avant et après l'observation.

ments sur les suites éloignées de l'intervention de M. Brault. Ce dernier a revu la jeune fille en question à plusieurs reprises. C'est maintenant une forte fille de dix-huit ans, parfaitement droite. Bien qu'elle ait repris son pénible métier de bonne dès sa sortie de l'hôpital, elle n'a eu aucune récidive. — M. Brault l'a encore interrogée il y a quelques jours seulement ; elle n'a nullement besoin de se ménager. Elle supporte très bien les courses et la station debout prolongée ; — elle est absolument satisfaite de l'opération, qu'elle avait paru vivement redouter à l'époque.

OBSERVATION II

(Phocas. *Leçons cliniques de chirurgie orthopédique*, 1895.)

Ostéoclasie. — Echec de l'ostéoclasie. — Ostéotomie à la scie à chaîne. — Guérison et bonne réduction.

Le nommé G. G..., âgé de six ans, est reçu, le 4 janvier 1892, dans le service des enfants, pour un genu valgum double. On ne sait rien sur ses antécédents. L'écartement entre les deux malléoles est de 15 centimètres.

La flèche est de 3 centimètres de chaque côté.

Hyperextension plus forte à droite qu'à gauche.

A droite, mouvements de latéralité.

Tibias arqués dans leur tiers inférieur et déformés. Plateau du tibia très oblique.

Fémurs légèrement convexes en dedans. Les deux cuisses se touchent sur toute leur surface interne jusqu'aux condyles, et les jambes s'écartent en dehors à partir du genou. L'enfant présente un certain embonpoint.

La tête est volumineuse ; fontanelles ossifiées. Dents normales.

Légère scoliose à gauche. Marche en X.

Ostéoclasie le 10 février 1892. Anesthésie.

Ostéoclasie suivant le procédé de Tillaux modifié.

A gauche, ostéoclasie du fémur. Pas de craquement. Réduction presque nulle.

Ostéoclasie nouvelle sur le tibia. Quelques légers craquements. Réduction bonne.

A droite, ostéoclasie tibiale. Quelques craquements. Réduction parfaite. Appareil plâtré.

20 avril. — Deux appareils depuis l'opération. L'écartement intermalléolaire peut se réduire à quelques millimètres, mais cela tient probablement à une apparence de réduction, car, lorsque l'enfant marche, la difformité se reproduit.

6 juillet 1892. — On examine de nouveau les membres et on trouve un genu valgum surtout prononcé à droite.

Ostéotomie le 6 janvier 1893. — L'ostéotomie est faite à la *scie à chaîne*, selon le procédé suivant :

Chloroforme. Bande d'Esmarch. Je mène d'abord une première incision à la face externe de la cuisse, immédiatement au-dessus du condyle externe. Cette incision mesure 4 centimètres. J'arrive sur l'os, après avoir traversé une épaisse couche de graisse, et je dénude la face postérieure du fémur, de manière à réduire le périoste en arrière. Une sonde cannelée est alors poussée à travers cette ouverture et vient faire saillie à la face interne de la cuisse, où je pratique une nouvelle incision très petite et à peine suffisante pour laisser passer la scie à chaîne. Une aiguille de Deschamps est alors poussée à travers les deux incisions et ramène avec elle le fil qui la relie avec la scie à chaîne, de manière à faire passer la scie derrière le fémur dénudé de son périoste. Je scie ensuite à la manière habituelle le fémur d'arrière en avant, et j'obtiens une correction parfaite en toute sécurité.

Sans enlever la bande d'Esmarch, je panse et j'enferme le membre inférieur dans un appareil plâtré, après avoir suturé les deux plaies au crin de Florence.

Les suites furent apyrétiques et le malade guérit avec une bonne correction. L'appareil est resté en place deux mois. Pendant ce temps, on a fait deux pansements en tout.

Comme on le voit dans ces deux observations, l'ostéotomie par la scie à chaîne ne présente aucune difficulté sérieuse. L'opération, dans les deux cas, s'est passée sans le moindre incident. Les résultats ne laissent rien à désirer ; les malades ont été guéris au bout de deux mois. En somme, les chirurgiens ont paru enchantés de leur opération et se déclarent tout prêts à la répéter à l'occasion. « Cette manière de faire, dit M. Phocas, ne laisse rien à désirer, et je ne vois pas trop ce qu'on pourrait lui reprocher... les résultats ont été aussi bons que ceux de la méthode de Mac Ewen. Dans certains cas exceptionnels, sur l'enfant, où l'ostéotomie classique de Mac Ewen est vraiment difficile, quand on prévoit des difficultés, dues à la conformation des parties, je crois qu'on serait autorisé à opérer d'une manière plus large, et c'est justement dans un cas de ce genre que j'ai employé l'ostéotomie avec la scie à chaîne. »

« Cette méthode s'est révélée si simple, dit M. Brault, que nous n'hésiterons pas à la répéter de nouveau. »

RÉSUMÉ ET CONCLUSIONS

En résumé, on peut admettre que le genu valgum se présente sous quatre aspects différents : genu valgum congénital — infantile — statique — et prolongé. — Cette difformité résulte de lésions osseuses ayant pour origine principale le rachitisme.

Au point de vue thérapeutique, on peut ranger ces quatre variétés en deux groupes :

I. Le genu valgum des enfants, dont le traitement comprend deux procédés : l'orthopédie et l'ostéoclasie manuelle.

L'ostéotomie ne doit être employée que dans des cas spéciaux. Quel que soit le procédé choisi, il doit être accompagné du traitement général antirachitique.

II. Le genu valgum des adolescents, que l'on peut corriger, soit par l'ostéoclasie instrumentale, soit par l'ostéotomie. Ces deux interventions paraissent présenter chacune leurs indications particulières.

Parmi les différents procédés d'ostéotomie préconisés, celui de Mac Ewen est généralement adopté.

Dans certaines circonstances, pourtant, on peut trouver de réels avantages à remplacer l'ostéotome par la scie à chaîne, principalement lorsque le tissu osseux est éburné, ou lorsque la diaphyse a subi une déformation considérable. Le chirurgien agira en toute sécurité ; l'opération sera plus simple et plus rapide. Notre intention n'a pas été de prétendre substituer un procédé opératoire à un autre ; nous voulons simplement recommander un mode d'intervention qui a donné d'excellents résultats dans les deux observations que nous présentons, et qui nous paraît indiqué dans certains cas particuliers. En somme, l'ostéotomie par la scie à chaîne dans le genu valgum mérite d'être plus connue.

BIBLIOGRAPHIE

J. Brault, *Archives Prov. de Chirurgie*, 1897.

Campenon, l'*Ostéotomie* (th. Paris, 1863).

Delore, *Gazette des Hôpitaux*, 1874.

Le Dentu et Delbet, *Traité de chirurgie*, 1901.

Phocas, *Leçons cliniques de chirurgie orthop.*, 1895.

Mac Ewen, *Traité de l'ostéotomie*, 1882.

Lyon. — Imp. A. REY, 4, rue Gentil. — 31375